# 克癌新道

钱其军 严巧灵 / 著　　　朱航月 嵇 露 / 绘

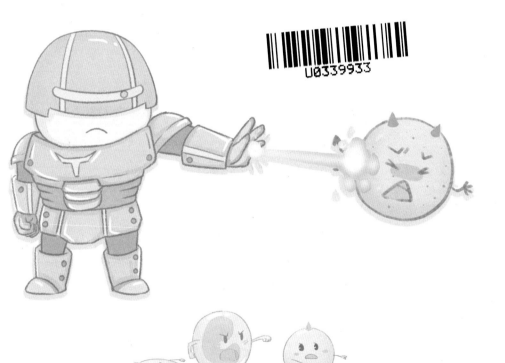

中国科学技术出版社

·北 京·

**图书在版编目（CIP）数据**

克癌新道/钱其军，严巧灵著；朱航月，嵇露绘. —北京：中国科学技术出版社，2020.3

ISBN 978-7-5046-8561-2

Ⅰ.①克… Ⅱ.①钱… ②严… ③朱… ④嵇… Ⅲ.①癌－防治－普及读物 Ⅳ.①R73-49

中国版本图书馆CIP数据核字(2020)第022417号

| | |
|---|---|
| 策划编辑 | 王晓义 |
| 责任编辑 | 王晓义　周　玉 |
| 封面设计 | 孙雪骊 |
| 版式设计 | 中文天地 |
| 责任校对 | 焦　宁 |
| 责任印制 | 徐　飞 |

| | |
|---|---|
| 出　　版 | 中国科学技术出版社 |
| 发　　行 | 中国科学技术出版社有限公司发行部 |
| 地　　址 | 北京市海淀区中关村南大街16号 |
| 邮　　编 | 100081 |
| 发行电话 | 010-62173865 |
| 传　　真 | 010-62179148 |
| 网　　址 | http://www.cspbooks.com.cn |

| | |
|---|---|
| 开　　本 | 880mm×1230mm　1/32 |
| 字　　数 | 115千字 |
| 印　　张 | 3.75 |
| 版　　次 | 2020年3月第1版 |
| 印　　次 | 2020年3月第1次印刷 |
| 印　　刷 | 北京盛通印刷股份有限公司 |
| 书　　号 | ISBN 978-7-5046-8561-2 / R·2503 |
| 定　　价 | 30.00元 |

# 钱其军

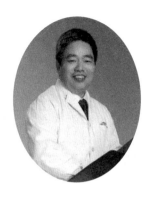

钱其军，1964 年出生，浙江省嵊州市人。医学博士，教授，博士生导师，国家杰出青年科学基金获得者。现任上海细胞治疗集团总裁、上海细胞治疗研究院院长、上海细胞治疗工程技术研究中心主任、上海吴孟超联合诺贝尔奖获得者医疗科技创新中心主任。

1999 年，入选上海市青年科技启明星计划；2006 年，入选浙江省"新世纪 151 人才工程"第一层次培养人员；2009 年，获得国家杰出青年科学基金资助；2009 年，被评为上海市领军人才；2010 年，被评为上海市优秀学科带头人；2010 年，入选浙江省"新世纪 151 人才工程"重点培养人员；2017 年，获得上海市"五一劳动奖章"。

现任中国医药生物技术协会精准医疗分会等 8 个行业学会的副主任委员。先后主持承担国家科技重大专项、国家高技术研究发展计划等国家级课题 16 项。获国家科学技术进步奖 1 项，省部级二等奖 4 项、三等奖 3 项。共发表论文 350 多篇，其中 SCI 收录论文 80 篇；获专利授权 38 项，其中美国发明专利 2 项。目前，团队有 37 项免疫细胞治疗技术获得临床伦理批件。

为最早提出肿瘤基因—病毒治疗新策略研究者之一。该策略结合了传统的肿瘤基因治疗与病毒治疗的双重优势。体内外实验证明，该策略的疗效明显优于单一的基因治疗与病毒治疗。在此基础上，研发了一种腺病毒生产纯化平台，为国内上百家单位提供腺病毒技术支持。最早成功利用腺病毒载体系统高效表达全长抗体。2019 年 4 月，非病毒载体 CD19 的 CAR-T 细胞治疗新药获得国家药品监督管理局许可开展临床试验，是目前国内第一个获准的、以非病毒载体制备的并进入临床试验的 CAR-T 细胞治疗产品。

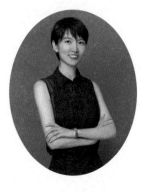

## 严巧灵

严巧灵，1987 年出生，浙江省宁波市人，生物化学与分子生物学专业硕士。致力于免疫治疗领域的科普传播，运营上海细胞治疗工程技术研究中心公众号，带领团队累计编写和发布原创性科普文章近 400 篇，累计阅读量超过 500 万次。策划制作《癌症战争》科普二维动画视频 1 部，以及 13 部与癌症相关的手绘动画科普视频。策划举办白泽诺奖论坛，至今共成功邀请 14 位诺贝尔奖获得者分享主题讲座，反响热烈。获得 2 项上海市嘉定区 2019 年度科普项目资助。

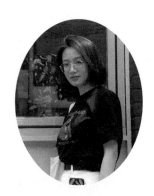

## 朱航月

朱航月，1991 年出生，安徽省南陵县人。本科毕业于东京工艺大学漫画学科，该专业研究生肄业。先后参与绘制《癌症战争》《新叶的神奇之旅》《患者院外护理手册》等漫画作品，以及彩虹医生集团科普漫画、癌症科技馆科普动画、免疫科普系列视频的策划与制作，并承担了大英博物馆的埃及萌神系列产品的设计工作。

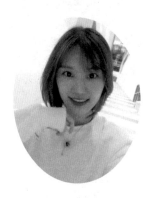

## 嵇 露

嵇露，1989 年出生，江苏省南京市人。本科毕业于南京工业大学工程管理专业。喜爱绘画，利用业余时间绘制大量漫画作品，画风细腻。

KE AI XIN DAO

What a great idea! Some one has to translate it to English and even make a short educational TV movies to introduce immunotherapy to our next generation of innovators

Michael K
4-21-2019

《克癌新道》，多么好的主意！希望有人可以将它翻译成英文，甚至可以做一个简单的教育视频，帮助人们了解新一代的免疫治疗技术。

美国国家科学院院士
迈克尔·卡林

Best wish for your educational project!

Brian Josephson

希望你们的科普教育可以取得成功。

1973 年诺贝尔物理学奖得主
约瑟夫森

Your book "How to Treat Cancer" for children will be my educational - the children will learn from the cartoons -

Ferid Murad
5-15-2019

你们的《克癌新道》很有教育意义，会让孩子们获益匪浅。

1998 年诺贝尔生理学或医学奖得主
费瑞·慕拉德

May all the kids of China read this book but never need to experience this knowledge

Andre Geim
20 June 2019

希望中国的孩子都可以读一读这本书。但是，希望你们永远也用不上这本书里面的知识。

2010 年诺贝尔物理学奖得主
安德烈·海姆

祝愿你们的新书《克癌新道》可以帮助更多的人。它可以帮助那些害怕癌症而又满怀希望的癌症患者家属了解最新的抗癌技术。

2006 年诺贝尔物理学奖得主
乔治·斯穆特

Best luck on your great new book on treating and beating cancer. It is good to give understanding to the fearful but hopeful patient & relatives.

Best Wishes

*George F Smoot*

28 April 2019

---

癌症会影响很多家庭。帮助孩子们科学地了解癌症是一个很棒的主意。你们的这本漫画书是一个很了不起的成就，同时也是科学传播的礼物。

美国国家医学院院士
安德里亚·卡里法诺

Dr Chen,

What a wonderful idea to help educate children to better understand science an cancer, a disease that will touch many families. Your children book is a wonderful accomplishment and a tribute to scientific dissemination.

April 29, 2019

---

帮助患者及其家属了解癌症是一个很重要的事情。我确信这本书可以做到这点。

重拾信心、对抗癌症，对于患者来说是很重要的一件事情。希望人们幸福安康。

1988 年诺贝尔化学奖得主
哈特穆特·米歇尔

Teaching the laymen and patients is very important. I am convinced that this booklet can serve for this purpose.

Patients will be no longer afraid and become optimistic, which is very important.

Best wishes to all of them

7-26-2019

# 对抗癌症：基础研究带来的癌症治疗革命

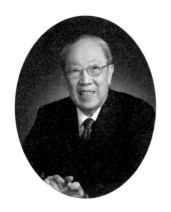

癌症已经成为夺取人们生命的主要杀手之一。防癌治癌在现在以及未来几十年都将是医务工作者重点研究的领域之一。可喜的是，近些年，伴随着癌症治疗基础领域研究的不断进展和最新的抗癌技术在临床上的实践，我很高兴地看到，我们终于有了一些成果和突破。癌症治疗已经逐渐进入了精准化的时代，尤其是日益成熟的免疫治疗，为临床医生攻克癌症提供了更加精准、治疗效果也更好的治疗方式。

近年来，免疫治疗技术在临床上的治疗效果日益凸显，也在不断地改变已有的临床治疗模式。但是，癌症治疗并不仅仅是治疗手段与病魔的对抗，同时也是人和自己内心恐惧之间的斗争。普罗大众在听到癌症的时候，常常被吓得六神无主，从而产生恐惧和绝望的心理。这往往会给治疗带来负面的影响。

我们常听说"谈癌色变"。癌症真的有那么恐怖吗？并不是！癌症早已不再是绝症。经过多年的钻研与努力，很多癌症都逐渐变成了可控制的"慢性病"。但是，由于对疾病和治疗手段的不了解，很多患者产生了害怕甚至绝望的情绪。因此，对最新医学知识的科普是一件十分迫切的任务。

对抗癌症，不仅仅是接受最新的治疗技术，无论是健康人群还是患者及其家属，都应该对癌症的知识及其治疗手段有所了解，从而可以在遇到癌症前积极预防，遭遇癌症后乐观应对，和医生一起积极捍卫自己的健康。同时，掌握一定的癌症知识和相应的治疗知识，有助于积极配合医生，延长存活期，提高治疗后的生活质量。治病救人从来都不是一件高深莫测的事情，医学也不应该只对一小部分人开放。

因此，在看到《克癌新道》这本漫画书的时候，我觉得它会对健康人群和患者及家属了解最新的免疫治疗有不错的帮助。《克癌新道》这本书为我们系统地讲解了癌症免疫治疗原理，无论作为医务人员免疫治疗的学习材料，还是作为面向大众的科普读物，都是值得肯定和推荐的。


中国科学院院士
国家最高科学技术奖获得者
著名肝胆外科专家

# 写在前面的话

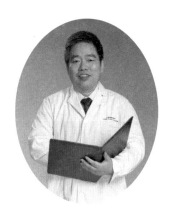

2019 年 1 月国家癌症中心最新的统计数据显示，在 2015 年，中国平均每天有超过 1 万人被确诊为癌症。这意味着平均每 1 分钟就有 7.5 个人被确诊为癌症患者。癌症，已经成为人类预期寿命增长的重大拦路虎之一。

提到癌症，人们想到的第一个词往往是绝望。但是，随着科技的发展，在了解了癌症发生的真相之后，人们终于找到了一条目前最有希望治愈癌症的治疗方式——免疫疗法。

在 2014 年出版的漫画书《癌症战争》中，笔者联合专业漫画师带领大家了解了癌症是什么、癌症的产生，以及传统疗法和免疫疗法。经过了 5 年的发展，如今的癌症治疗和之前相比已经有了很大的变化，其中最重要的一点就是免疫疗法开始真正走进临床，造福万千癌症患者。2014 年，第一款免疫检查点抑制剂药物获批上市；2017 年年底，美国第一款 CAR-T 细胞治疗产品获批上市；2018 年，诺贝尔生理学或医学奖颁发给了发现免疫检查点抑制剂原理的两位科学家詹姆斯·艾利森和本庶佑。免疫疗法在癌症治疗中的作用日趋显胜，正在改变着临床癌症治疗的方式。

然而，作为一个新的癌症治疗方式，免疫疗法的普及程度并不是很高。因此，笔者推出了新作《克癌新道》。它在《癌症战争》的基础上进一步地讲解了免疫治疗的原理以及对应的治疗方式，可以很好地帮助大家了解关于免疫治疗的最新知识。相信通过本书，可以让读者，包括健康人，走进癌症免疫治疗的世界，了解并接受这种全新的治疗方式；同时也帮助癌症患者更好地了解免疫治疗，增强战胜病魔的信心。

在此，感谢吴孟超院士的大力支持。感谢哈特穆特·米歇尔教授、乔治·斯穆特教授、约翰夫森教授、安德烈·海姆教授、费瑞·慕拉德教授，以及迈克尔·卡林院士、安德里亚·卡里法诺院士的推荐。感谢中国科学技术出版社在本书编辑出版和发行中给予的大力支持与帮助，感谢李忠教授、刘祥箴博士、刘韬、汪鹏、王佳妮等所有本书编辑的参与者为此付出的巨大努力。

钱其军

2019 年 6 月 28 日

# 目 录

▶ **新道篇：推陈出新才能击败癌症**

# 序篇

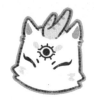

白泽徽章

# 书中主人公

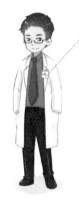

● 白泽徽章，白泽研究所的象征

泽博士

身高：180厘米

体重：70千克

生日：10月20日

星座：天秤座 ☆

介绍：泽博士在白泽研究所从事癌症免疫治疗工作，负责开发和研究新一代的CAR-T细胞治疗技术，是癌症免疫治疗领域的资深学者和专家。

白泽帽，泽博士送给小白的礼物 ●

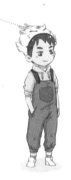

小 白

身高：140厘米

体重：35千克

生日：6月6日

星座：双子座

介绍：泽博士的堂弟，初中一年级学生。喜欢探索自然与科学，对于医学研究领域十分感兴趣，长大后立志成为一名医学科研工作者，攻克"大魔王"——癌症。

# 认识几种细胞

正常细胞

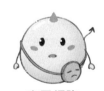

变异细胞

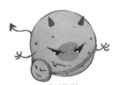

癌细胞

成人体内有40万亿～60万亿个细胞。人的生长发育过程中，细胞不断增殖、分化、衰老、凋亡。正常细胞（红细胞除外）都会表达MHC I类受体，会呈递自身特异性抗原与免疫细胞结合来证明自己。变异细胞MHC I类受体会呈递不同的信息。免疫细胞识别这些信息后会杀灭变异细胞。癌细胞亦如此。但是，癌细胞可以降低MHC I类受体表达，或者通过抑制免疫细胞杀伤作用来躲避"追杀"。

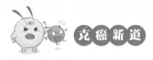

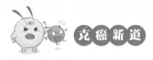

## NK细胞

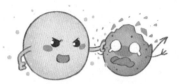

**中文名**：自然杀伤细胞
**英文名**：Natural Killer Cells
**简称**：NK细胞
**发现历史**：1975年，赫伯曼等首次报道自然杀伤细胞（Natural Killer Cells，NK）。

**命名由来**：NK细胞无需抗原预先致敏就能破坏靶细胞，如病毒感染的细胞、某些肿瘤细胞和受损伤的细胞，有着天然的杀伤性，因此而得名。

**起源及分布**：NK细胞属于淋巴细胞系，胞质中富含嗜天青颗粒，占外周血淋巴细胞的5%~15%。NK细胞和T细胞以及B细胞同样起源于骨髓。

**细胞功能**：NK细胞是机体抗肿瘤、抗感染的重要免疫因素，能够识别靶细胞、杀伤介质，同时，也参与第II型超敏反应和移植物抗宿主反应。

## DC细胞

**中文名**：树突状细胞
**英文名**：Dendritic Cells
**简称**：DC细胞
**发现历史**：由2011年诺贝尔生理学或医学奖获得者斯坦曼和另一位科学家科恩于1973年首次发现。

**命名由来**：因其成熟后胞质向外伸展，形成许多类似于神经细胞轴突样或伪足样的膜性突起，形似树木突起部分而得名。

**起源及分布**：DC细胞起源于骨髓，正常情况下少量但广泛分布于脑以外的全身多种脏器。在人外周血单个核细胞中约占1%。

**细胞功能**：DC细胞未成熟的时候可以吞噬癌细胞。当获取癌细胞的抗原之后变成成熟的DC细胞，具有超强的激活初始T细胞的能力，是功能最强的专职抗原提呈细胞，为适应性免疫应答的启动者。

# 巨噬细胞

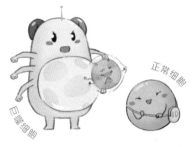

巨噬细胞

正常细胞

巨噬细胞体积是正常细胞的2～3倍

**中文名**：巨噬细胞

**英文名**：Macrophages Cells

**发现历史**：1939年，艾伯特和弗洛里发现体内单核细胞能从血液迁移至不同组织和器官并发育分化为巨噬细胞。1969年，范弗思和他的同事们进一步提出了单核吞噬细胞系统的概念。

**命名由来**：巨噬细胞因为体积是正常细胞的2～3倍，同时具有较强的吞噬细胞的功能而得名。在人体外周血中单核细胞占白细胞总数的3%～8%。

**细胞功能**：巨噬细胞可以吞噬和消化癌细胞，并将癌细胞的重要特征传递给杀伤性T细胞，从而让杀伤性T细胞可以精准地杀伤癌细胞；也可以将信息传递给辅助性T细胞，从而让其释放细胞因子，促进杀伤性T细胞的杀灭作用。

# B细胞

**中文名**：B淋巴细胞

**英文名**：B lymphocyte Cells

**简称**：B细胞

**发现历史**：1957年，格里克发现早期摘除鸡的腔上囊组织可影响抗体的产生；1969年，克拉曼、米切尔等人提出了T细胞和B细胞亚群的概念。

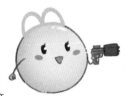

**命名由来**：B细胞因来源于鸟类法氏囊和哺乳动物骨髓而得名。

**起源及分布**：哺乳动物B细胞一旦在骨髓中成熟，就到外周免疫器官的非胸腺依赖区定居。B细胞占外周血淋巴细胞总数的20%～25%。

**细胞功能**：B细胞主要介导体液免疫。同时，作为专职抗原提呈细胞（APC），B细胞也具有摄取、加工和提呈抗原，协助启动T细胞应答的功能。此外，也可分泌细胞因子，调节免疫应答。

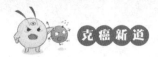

## T细胞

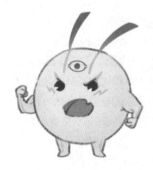

**中文名**：T淋巴细胞

**英文名**：T lymphocyte Cells

**简称**：T细胞

**主要分类**：杀伤性T细胞（CTL）和辅助性T细胞（Th）

**发现历史**：1965年，高恩首先证明了淋巴细胞的免疫功能。同年，克拉曼、米切尔等人提出了T细胞和B细胞亚群的概念。20世纪70年代进一步证明了在动物和人周围血循环内存在功能相异的T细胞亚群。米奇森等人证明了辅助性T细胞的存在。

**命名由来**：T细胞因为成熟于胸腺而得名。胸腺英文为Thymus。T细胞的T来源于其首字母。

**起源及分布**：T细胞来源于骨髓干细胞，在胸腺中发育和分化，成熟后进入外周免疫器官的胸腺依赖区定居，并循血液→组织→淋巴→血液进行淋巴细胞再循环而分布全身。外周血中T细胞占淋巴细胞总数的65%~70%。

**细胞功能**：T细胞主要介导细胞免疫。杀伤性T细胞主要发挥杀灭作用。辅助性T细胞则可以释放细胞因子帮助杀伤性T细胞更好地发挥作用。

# 免疫治疗

### TCR-T细胞治疗技术

**技术原理**：通过基因修改的技术，让T细胞可以更好地识别癌细胞、更有效地消灭癌细胞。T细胞上的TCR可以识别不同细胞。增强TCR的功能可以更好地识别癌细胞并将其杀死。

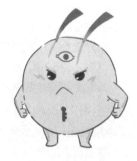

## 免疫检查点抑制剂

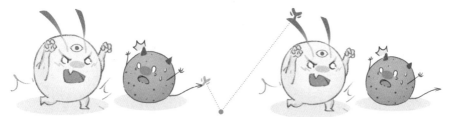

**PD-1/PD-L1抑制剂**

**技术原理**：当T细胞杀伤能力过于强大的时候，正常细胞为了避免T细胞误杀自己，会降低T细胞杀伤作用，这就是免疫检查点的原理。如果癌细胞也学会了这些，就可以逃脱T细胞的追杀，因此我们只要阻断这个开关，就可以让T细胞继续杀灭癌细胞。

# CAR-T细胞治疗技术

**技术原理**：T细胞经过改造后变得更加强大，可以直接找到癌细胞，针对性地杀灭癌细胞。

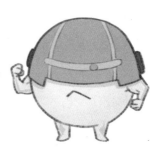

## 白泽T细胞治疗技术

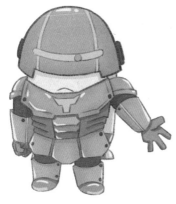

**技术原理**：白泽T细胞治疗技术是CAR-T技术的升级版本。该技术利用CAR-T细胞自表达免疫检查点抗体，可以在肿瘤局部解除癌细胞对免疫细胞的抑制作用，从而在提高治疗效果的同时降低不良反应。

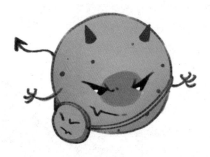

癌细胞

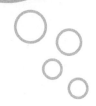

# 克癌篇:

# 了解癌症才能攻克癌症

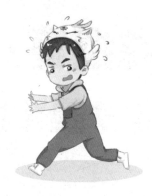

小白

# 第一章
# 人类健康卫士——免疫细胞

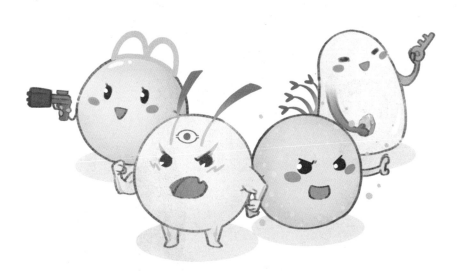

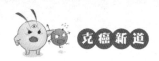

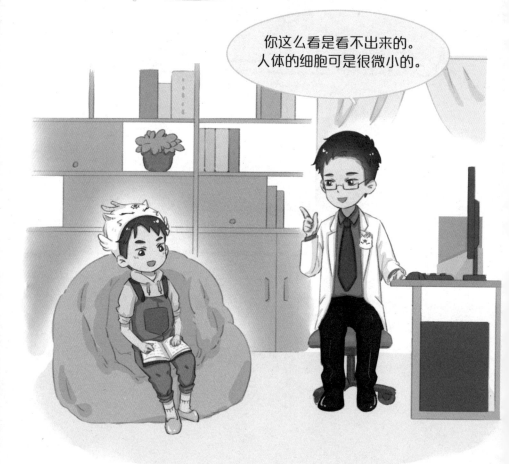

成人有 40 万亿 ~ 60 万亿个细胞
每个细胞都有自己的功能
如果把人体比作一栋高楼大厦
那么细胞就是构成大厦的一块砖一片瓦

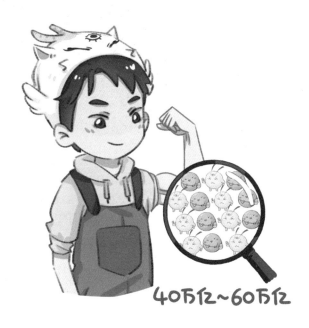

40万亿~60万亿

40 万亿个?
个十百千万……
那不是 4 后面有 13 个 0 吗?
这么神奇!

如果我们把
每个细胞单独分离出来, 大概需要
100 万年
才能把它们数一遍。

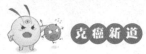 

普通细胞的直径为 3 ～ 30 微米
就算是最大的卵细胞也不过 100 微米（0.1 毫米）
一根细细的头发丝截面上
25 个正常细胞手拉手才能站一排

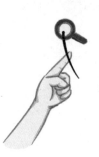

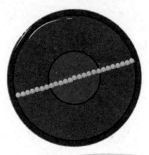

真是辛苦啊！
这么多细胞
每天都在干什么呢?

体内每一个细胞都有不同的功能，
24 小时辛勤地工作，
维持我们的生命运转。

在我们生活的社会中
每个人都有不同的工作
在人体的微观世界里
每个细胞也有不同的功能

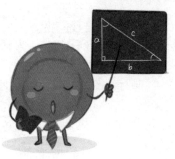

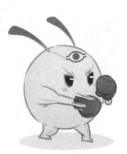

举例来说，红细胞就像勤劳的快递小哥一样
负责将氧气送到每一个细胞手里
同时，作为交换也会带走它们的生活垃圾——二氧化碳
成熟的红细胞为了有更多的空间装载氧气
也成为人体内唯一一种没有细胞核的细胞

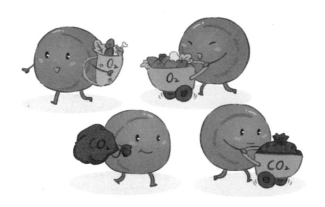

免疫细胞则是我们人体的"护卫军队"
负责抵御外来的病原微生物入侵
同时，也会将体内变坏的细胞消灭
维护人体内的正常秩序

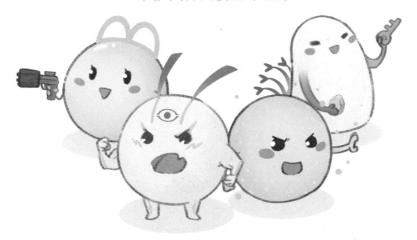

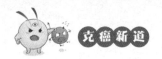
原来，不同的细胞有不同的功能。
那么，免疫细胞如何保卫
我们的健康呢？

对人体而言，免疫细胞就是
我们最忠诚的健康卫士。他们可以
帮助我们抵抗各种疾病。

我们生活的环境中
充斥着各种各样的致病因素
包括各种细菌和病毒
他们每时每刻
都想着如何入侵人体

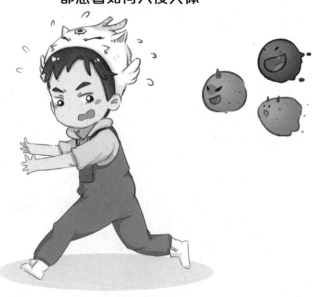

但是，不用担心
我们的免疫细胞们会
构建起强大的防线
保卫我们的健康

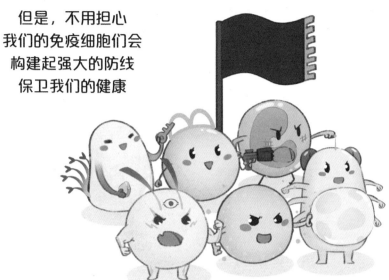

大多数情况下，入侵的细菌和病毒
都会被我们的皮肤和黏膜阻挡
但是，当我们的皮肤和黏膜受损的时候
细菌和病毒就会进入我们体内
这个时候，就需要我们的免疫细胞来发挥作用了

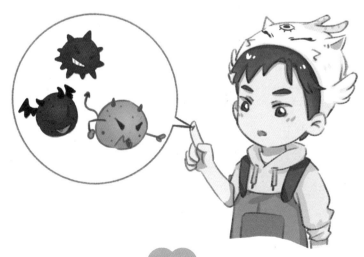

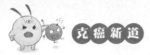

中性粒细胞是抗细菌和病毒感染的主力军
会第一时间赶到战场
勇猛地与细菌、病毒战斗

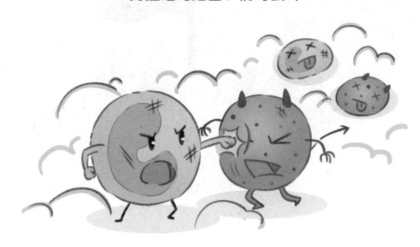

NK 细胞可以快速杀灭变异细胞
是抗癌的第一道防线
在发现癌细胞的第一时间
就会冲上去将其杀灭

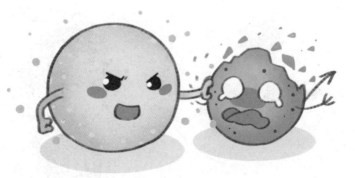

巨噬细胞可以将入侵的敌人一口吞噬
在消化之后，会将敌人的信息
传递给 T 细胞和 B 细胞

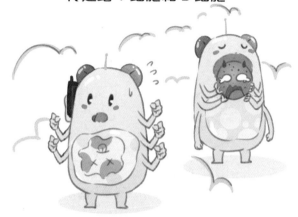

DC 细胞则会在战场中不断地
收集各种病原微生物以及变异细胞的信息
将这些危害人体健康的信息传递给 T 细胞和 B 细胞
帮助他们更好地治疗疾病

收到消息的 T 细胞对癌细
胞发动攻击

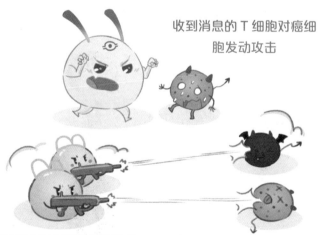

B 细胞通过分泌抗体来禁锢敌
人，并帮助免疫细胞杀灭他们

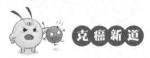

除此之外，免疫细胞还能清除我们人体内的
损伤细胞、衰老细胞以及变异细胞，包括癌细胞等
帮助人体维持健康的生理功能

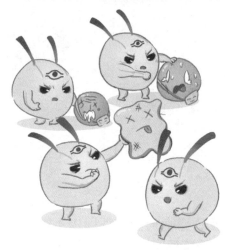

所以，你平常要好好锻炼身体，
健康生活，
这样我们的免疫细胞
才能好好工作。

嗯！
我一定善待我的免疫细胞！

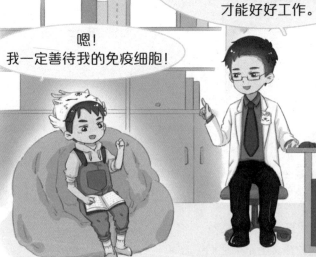

# 第二章
# 癌症起源——从癌细胞开始

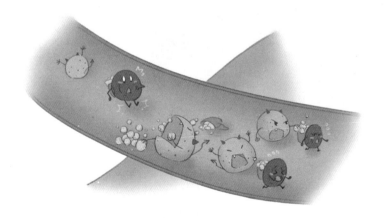

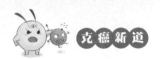

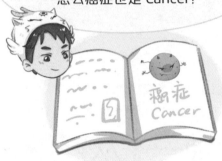

哥哥你快看，Cancer 不是巨蟹座吗？怎么癌症也是 Cancer？

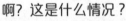

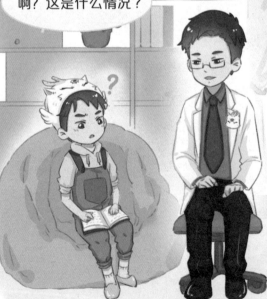

啊？这是什么情况？

这可没弄错，癌症的英文确实也是 Cancer。

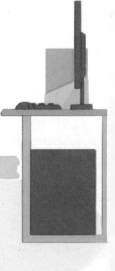

公元前 5 世纪，希波克拉底发现
实体瘤的横断面和螃蟹很相似
于是，用希腊语 Καρκίνος（Karkinos，螃蟹）来表示癌症
也可能有喻指癌症和螃蟹一样横行无忌的意思

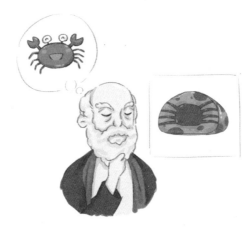

到了公元前 1 世纪
著名的医学编撰人塞尔苏斯将"Karkinos"
翻译成英文的"Cancer"
这才有了今天的癌症——Cancer
但是，除了说癌症，我们还会说肿瘤——Tumour

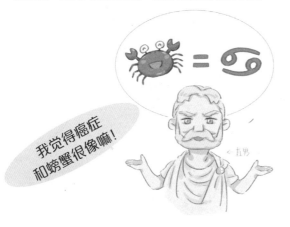

我觉得癌症和螃蟹很像嘛！

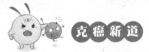 克癌新道

在生活中，我们经常听说良性肿瘤和恶性肿瘤
良性肿瘤的治愈率很高，基本上可以治愈
因此，大家的关注点都放在恶性肿瘤上面
恶性肿瘤，就是我们现在说的癌症，也就是 Cancer

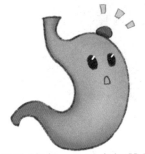 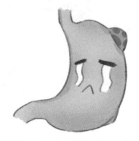

良性肿瘤——手术切除即可。肿瘤（tumour）包括良性肿瘤和恶性肿瘤

恶性肿瘤——需要经过多种治疗手段，生存率低，被称之为癌症（Cancer）

同时，根据形态，我们也可以将肿瘤
分为实体肿瘤和血液肿瘤
一般来说，我们将通过 CT、X 线、B 超和手部触摸
可以看到或感知到的肿瘤
称为实体肿瘤

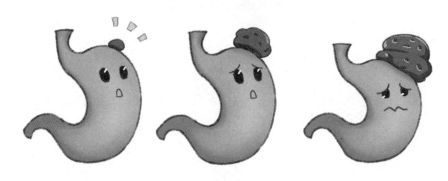

与之相对的
则是发生在血液中的肿瘤
我们将其称之为血液肿瘤

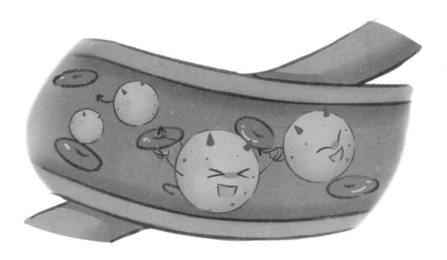

另外，我们会根据癌症的原发位置进行命名
将原发位置在胃上面的癌症称之为胃癌
在肠道上面的癌症称之为肠癌

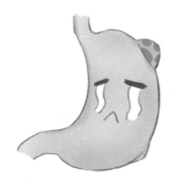
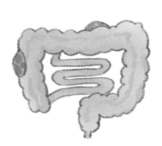

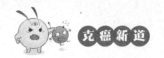

那我明白了，癌症一开始
发生在喉咙的地方就是喉癌了？

是的，你理解得很对。
当然，除了对癌症的位置进行标注，
我们还会对癌症进行分期，从而更好
地了解癌症的发展情况。

癌症转移指的是癌症是否入侵附近的淋巴结、
周围组织和器官，以及远处组织
根据癌细胞是否转移以及转移的程度
我们将癌症分为 4 期
也就是我们常说的 I 期、II 期、III 期和 IV 期

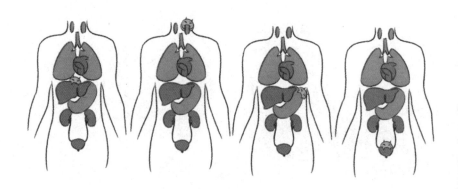

癌症Ⅰ期指的是
肿瘤仍旧待在一个地方
没有扩散的迹象
这个时候最有效的治疗方式
就是手术切除

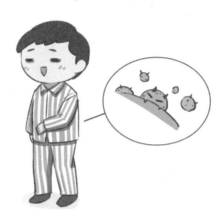

癌症Ⅱ期指的是
肿瘤已经扩散到邻近的淋巴结
但是没有扩散到周围的其他器官和组织
癌症Ⅱ期患者治疗的效果也相对较好

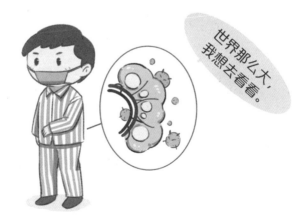

世界那么大，我想去看看。

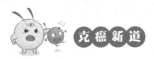 

如果肿瘤进一步扩散
不仅扩散到邻近的淋巴结
还入侵到周围的其他器官和组织
这就已经发展到癌症 III 期了

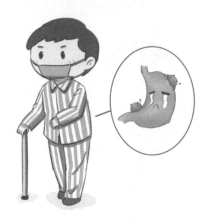

伴随着肿瘤的淋巴结转移
如果转移的肿瘤细胞也在远处落脚
形成了新的肿瘤，危害就会更大
这就是我们常说的晚期癌症
也就是癌症 IV 期
III 期和 IV 期癌症患者治疗效果较差

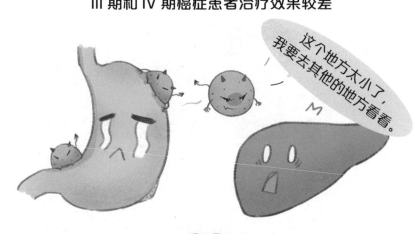

原来如此，我一直都听说癌症 IV 期患者治疗效果很差。那这么可怕的癌细胞是从哪里来的呢？

我们前面说了病毒和细菌入侵人体会引起疾病，但是癌细胞和它们不一样，癌细胞是由正常细胞变异而来的。

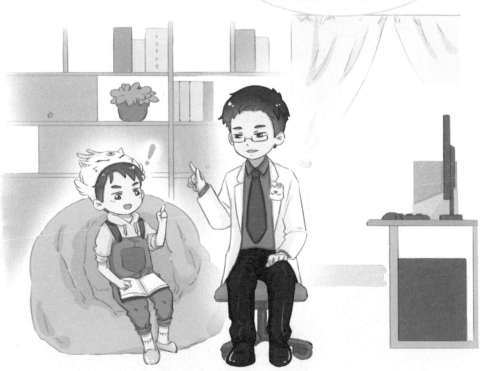

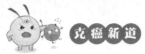 

人体细胞都有细胞核
细胞核里面有我们的遗传物质 DNA
它会控制细胞的"生老病死"
细胞的新生和分裂关键是靠 DNA 的稳定复制

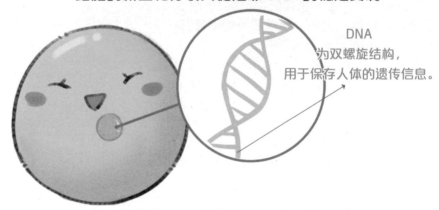

DNA
为双螺旋结构，
用于保存人体的遗传信息。

DNA 上面有一个个表达不同功能的小片段
它们就是基因
基因会控制细胞具体做什么
比如细胞什么时候分裂
以及什么时候死亡
控制细胞死亡的基因被称为程序性凋亡基因
（简称凋亡基因）

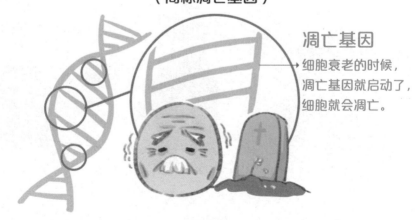

凋亡基因
细胞衰老的时候，
凋亡基因就启动了，
细胞就会凋亡。

但是，人体细胞在分裂过程中会有一定比例的出错
同时，细胞也会受到各种因素的危害
包括物理因素、化学因素和生物因素

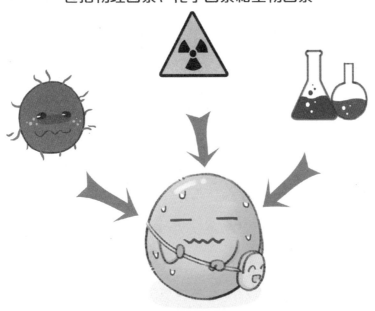

在这些危害因素的作用下
细胞中的 DNA 就会发生各种各样的突变
会导致细胞发生变异
使它们和正常细胞越来越不一样

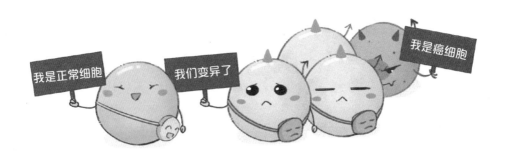

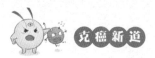

大多数的变异细胞虽然产生了突变
但是体内的程序性凋亡基因还在发挥作用
所以，即使变异了，自己也会很快死亡

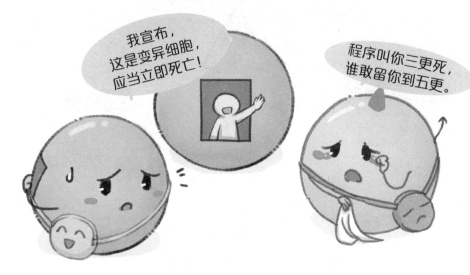

但是，如果程序性死亡基因没有发出指令
细胞便不会自动凋亡
这一部分细胞最后就可能
变成无限分裂的癌细胞

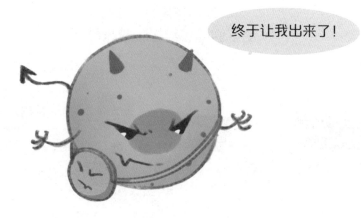

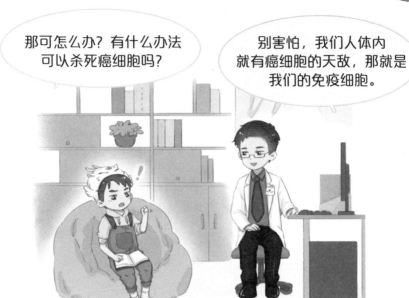

那可怎么办？有什么办法可以杀死癌细胞吗？

别害怕，我们人体内就有癌细胞的天敌，那就是我们的免疫细胞。

实际上，人体每天都会产生
大概 3000 个变异细胞
但是，我们的免疫细胞会不断地清除它们
让它们没有办法发展为癌细胞

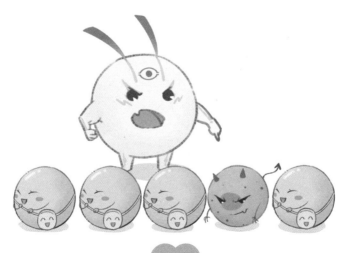

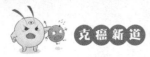

那么，免疫细胞怎样才能准确地找到癌细胞呢
这就需要依靠 T 细胞和正常细胞之间的识别系统
人体内的每个细胞都会携带自己的"健康证明"
它可以实时地反映细胞的健康状况

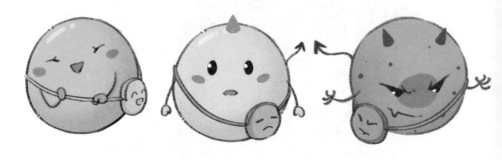

然而，癌细胞也是很狡猾的
有的时候，它们会隐藏自己的"健康证明"
但是，我们人体的免疫细胞也有办法对付它
那就是我们的 NK 细胞

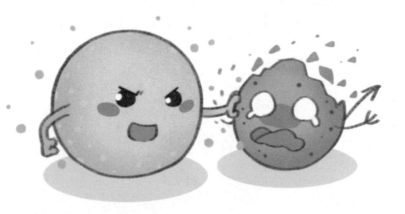

正常情况下，我们的健康细胞拿出自己的"健康证明"
就可以使暴躁的 NK 细胞停下来
癌细胞丢失和涂改自己的"健康证明"
虽然可以躲避其他免疫细胞的追杀
但是，却无法逃脱 NK 细胞的打杀

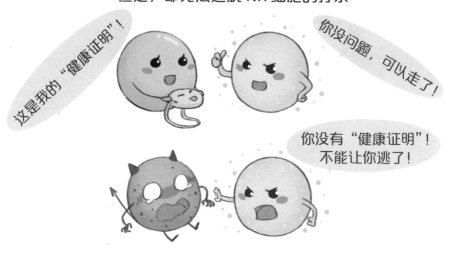

但是，当癌细胞慢慢壮大的时候
就需要我们更加强大的 T 细胞来进行针对性的杀伤
才能确保人体的健康

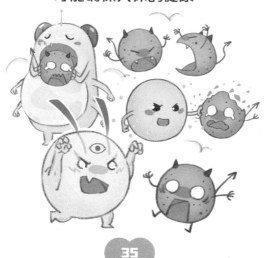

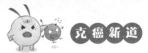
无论是被巨噬细胞杀死的癌细胞
还是被 NK 细胞杀死的癌细胞
它们的特征信息都会输送给 T 细胞

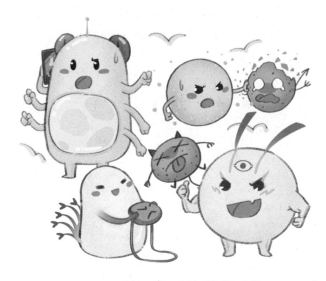

这个时候，我们人体内最强的免疫兵种——T 细胞
就开始出动去杀灭癌细胞
维护人体的健康

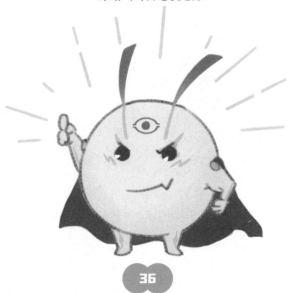

哇塞！既然免疫细胞这么厉害，
为什么癌症还会发生呢？

这是因为癌细胞找到了免疫细胞的漏洞，
逃脱了免疫细胞的监控和追杀。

那利用免疫细胞就可以
治疗癌症吗？

既然知道了免疫细胞是癌细胞的"天敌"，
那么自然需要开发出新的抗癌手段，这就是最
新的免疫疗法。

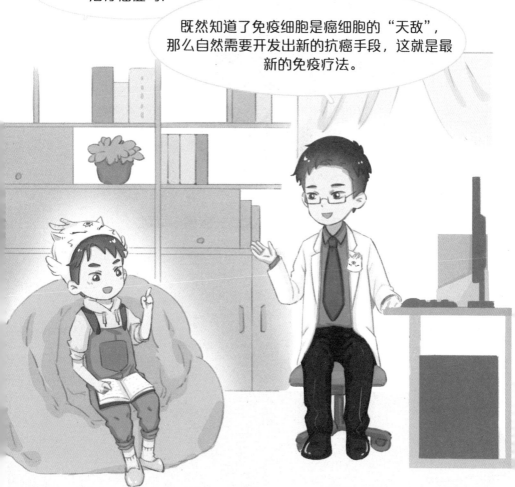

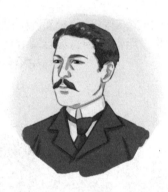

癌症免疫疗法之父——威廉·科利

# 第三章
# 癌症治疗新星——免疫疗法

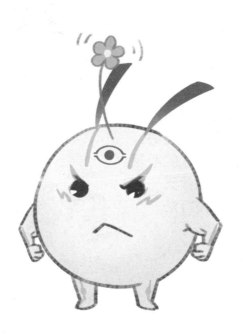

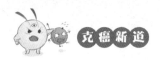

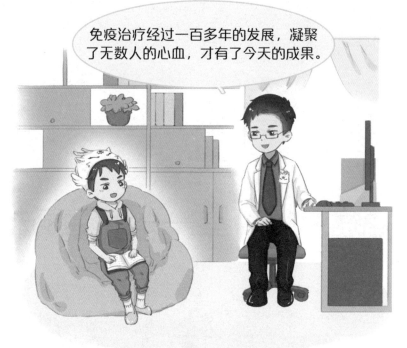

免疫治疗经过一百多年的发展，凝聚了无数人的心血，才有了今天的成果。

免疫治疗发展至今
已经有上百年的历史
凝聚了无数医学家的智慧
才有了我们今天
看到的免疫疗法

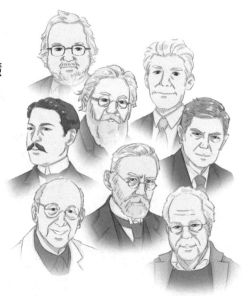

1882 年
梅契尼柯夫首先发现吞噬细胞
他在此后长达数十年的时间内一直研究吞噬细胞
并建立起了细胞吞噬学说
也因此获得了 1908 年诺贝尔生理学或医学奖

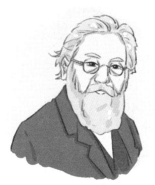

1893 年
美国纽约骨科医生威廉·科利在一次偶然研究中发现
酿脓链球菌感染的肉瘤切除患者
癌症竟然神奇地消失了
而后，科利开始不断探索这一领域
被认为是第一个发现免疫治疗的医生
因此，科利是公认的"癌症免疫疗法之父"

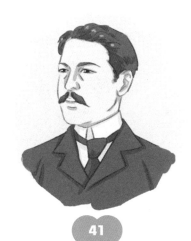

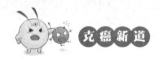 

1900 年
德国药物学家保罗·埃尔利希提出了侧链学说
由此，人类第一次构建了抗原抗体学说
这为人类认识免疫打下了坚实的基础
1908 年，保罗·埃尔利希和梅契尼柯夫
共同获得了诺贝尔生理学或医学奖
由此，人类免疫学框架正式建立起来

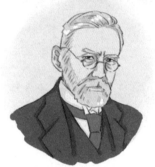

1958 年
澳大利亚免疫学家弗兰克·麦克法兰·伯内特
提出了"免疫监视理论"
这为后来的癌症免疫疗法打下了理论基础
2002 年，施雷伯提出了"免疫编辑理论"
认为肿瘤发生需要经过
免疫监视、免疫平衡和免疫逃逸三个阶段
他大幅度完善了癌症免疫治疗的理论

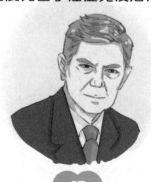

1960 年
澳大利亚伯内特教授发现了
获得性免疫耐受
并且提出了抗体多样性产生的选择学说
大大地丰富了对免疫系统作用的认识

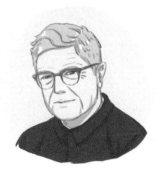

1972 年
美国埃德尔曼教授
进行了抗体结构的开创性研究

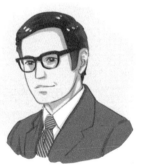

同时，英国科学家伯特教授
阐明了抗体的化学结构和生物学特性
让人类了解了抗体的真相

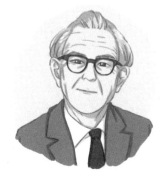

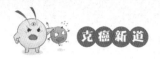 

1973 年
美国的拉尔夫·斯坦曼教授
首次发现并命名了树突状细胞（DC 细胞）
因此，使 DC 细胞疗法开始登上历史舞台
在抗癌治疗的道路上留下了浓重的一笔
因此，拉尔夫·斯坦曼获得了 2011 年诺贝尔生理学或医学奖

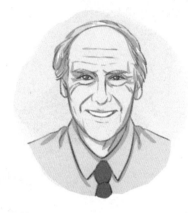

1984 年
英国的尼尔斯·杰尼教授提出
抗体的选择理论
建立了免疫系统识别自身和清除异己的概念

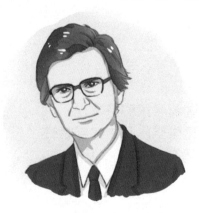

1987 年
CTLA-4 首次被法国研究人员发现
1996 年，由美国得克萨斯大学的詹姆斯·艾利森证实
CTLA-4 具有免疫抑制功能
并提出免疫检查点学说

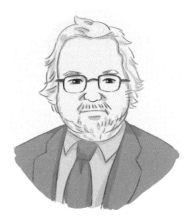

1989 年
以色列魏茨曼科学研究所的化学家兼免疫学家
齐利格·伊萨哈开发了第一代 CAR-T 细胞治疗技术
首次开创性地解决了回输的 T 细胞
没有靶向性而无法解决肿瘤细胞的难题

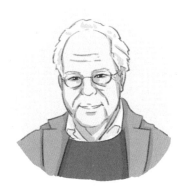

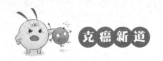 

1992 年
美籍华裔医学家陈列平教授提出肿瘤微环境逃逸的学术观点
并在 1999~2002 年发现了
PD-1 和 PD-L1 免疫治疗通路
为以后抗 PD 药物的上市做出了不可磨灭的贡献

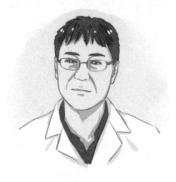

1992 年
来自日本京都大学的本庶佑教授首次发现了
PD-1（程序性死亡受体 1）
这为以后 PD-1 药物的上市打下了坚实的理论基础
而 PD-1/PD-L1 抗体已经成为现在免疫治疗的主力军
证明了免疫检查点学说的重要性
因此，詹姆斯·艾利森教授和本庶佑教授
共同获得了 2019 年诺贝尔生理学或医学奖

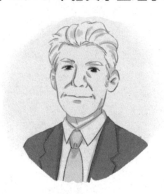

刚才我们已经说过，癌细胞可以通过隐藏自身的"健康证明"躲避追杀，这就是免疫细胞要寻找的"漏洞"之一。

为什么会有这个"漏洞"呢？

对人体的细胞而言
免疫细胞拥有着绝对的生杀大权
因此，就像孙悟空
需要戴上紧箍咒防止大闹天宫一样
免疫细胞也需要进行谨慎的判断
防止杀死正常的细胞

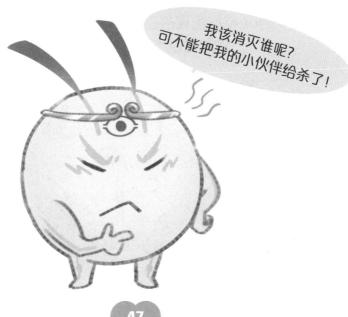

我该消灭谁呢？
可不能把我的小伙伴给杀了！

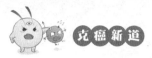

克癌新道

人体内的每个细胞都会有自己的"健康证明"
这个"健康证明"可以帮助免疫细胞
判断细胞是否为正常细胞

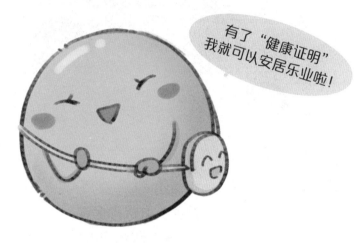

有了"健康证明"
我就可以安居乐业啦!

但是,因为 T 细胞太强大了
因此,人体设计了复杂的程序来激活它
以防止出现激活过度杀死正常细胞
一旦免疫细胞攻击正常细胞就会产生各种疾病
这就是自身免疫性疾病的由来

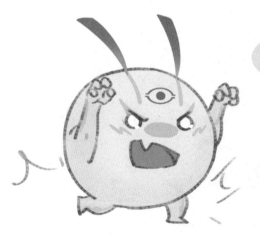

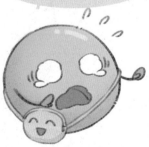

我有"健康证明"啊,
为什么还要追杀我?

那么，我们人体的 T 细胞
如何识别杀死癌细胞呢
这就得依靠多种免疫细胞
齐心协力去完成这个任务

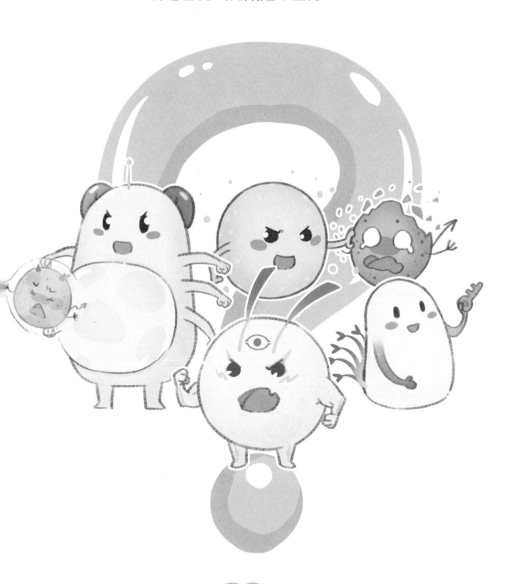

DC 细胞和巨噬细胞
可以将癌细胞的特征信息传递给 T 细胞
但是，仅仅依靠这些还不够
巨噬细胞和 DC 细胞还会给
T 细胞一个激活的信号
刺激 T 细胞开始扩增
使其根据特征信息寻找癌细胞并进行杀伤

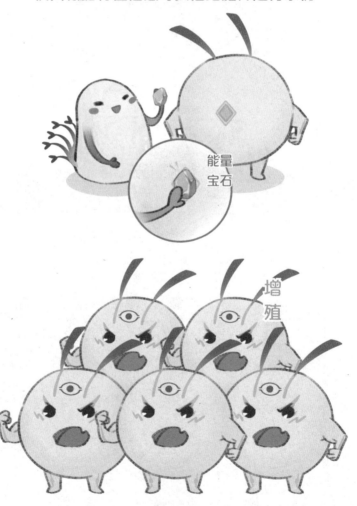

我们可以形象地
把 T 细胞激活过程理解为发动汽车
DC 细胞需要先把
含有癌细胞地图的钥匙找到
插进去发动车辆
如果这时候还踩了一下油门
那么 T 细胞就可以开始复制
并根据地图去杀灭癌细胞了

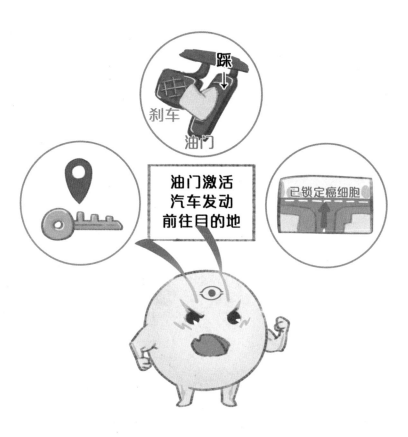

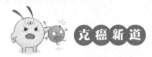

大多数情况下，T 细胞都是找到变异细胞进行杀伤
但是，有时候过度激活的话，也会杀死正常细胞
因此，在 T 细胞被激活的时候
还要检测刹车是否也被踩住，从而判断是否该杀灭某个细胞

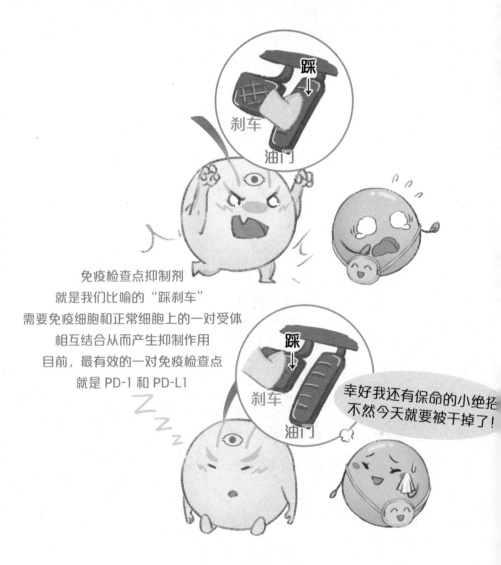

免疫检查点抑制剂
就是我们比喻的"踩刹车"
需要免疫细胞和正常细胞上的一对受体
相互结合从而产生抑制作用
目前，最有效的一对免疫检查点
就是 PD-1 和 PD-L1

如果 T 细胞收到激活信号要它去杀伤癌细胞
但是，同时也有抑制信号说这是正常细胞你不能去杀它
那么，T 细胞就需要判断哪个信号强
从而决定执行哪个命令

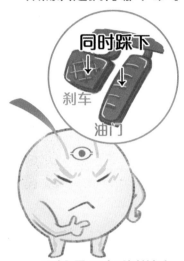

无论是 T 细胞激活
还是在接近肿瘤进行杀灭的过程中
如果 T 细胞受到了抑制
就没有办法很好地工作

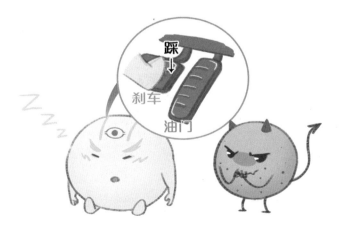

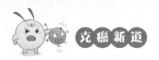

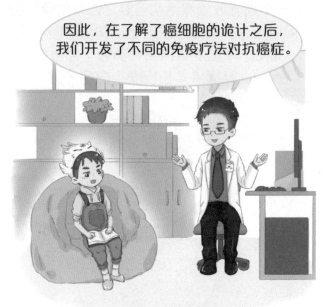

因此，在了解了癌细胞的诡计之后，我们开发了不同的免疫疗法对抗癌症。

比如，在 20 世纪七八十年代
我们通过给癌症患者回输 NK 细胞
增强自身的免疫能力
虽然对部分患者有效，但是依旧无法有效地消灭癌细胞

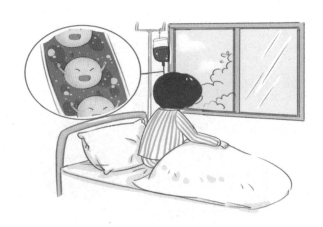

接着，我们尝试让 DC 细胞多接触抗原
以此可以更多地获取信息
从而激活 T 细胞工作
这就是 DC 细胞疗法

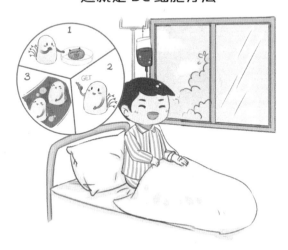

后来，我们将目光锁定在
杀灭癌细胞的主力军——T 细胞
由此，诞生了最新的抗癌方式

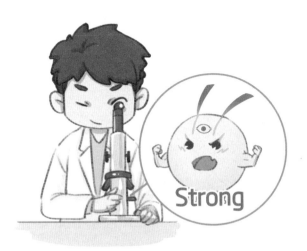

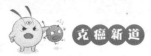

一方面，我们可以通过解除 T 细胞的"刹车"

让 T 细胞可以正常工作

这就是最新的免疫检查点抑制剂的原理

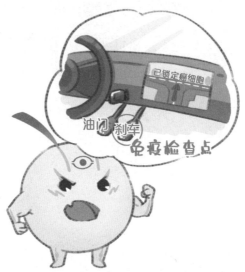

那么，另一方面

我们也可以通过基因改造的方式

使 T 细胞变得更加强大

由此，诞生了 TCR-T 和 CAR-T 细胞治疗技术

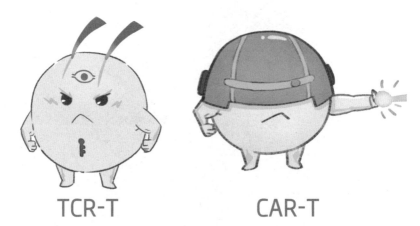

TCR-T                    CAR-T

由此，围绕不同的免疫细胞
目前形成了多样化的免疫疗法
为患者提供更多更好的治疗方式

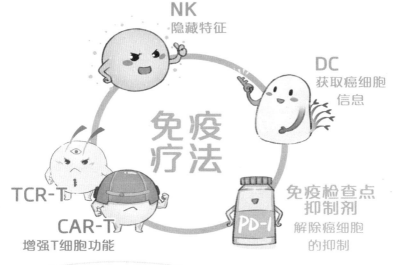

NK
隐藏特征

DC
获取癌细胞
信息

免疫检查点
抑制剂
解除癌细胞
的抑制

TCR-T
CAR-T
增强T细胞功能

免疫
疗法

PD-1

原来，免疫疗法还有这么多不同的
种类啊。哥哥，这些疗法都可以有效治疗
癌症吗？哪一种治疗方法更好呀？

那我们就从 DC 细胞疗法开始说起。

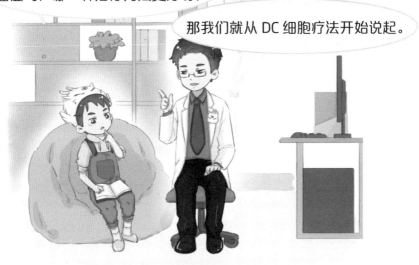

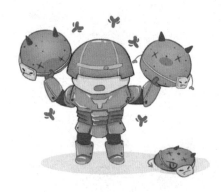

白泽 T 技术

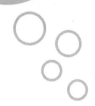

# 新道篇：
# 推陈出新才能击败癌症

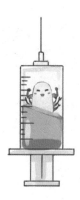

DC 疫苗

# 第四章
# DC 疫苗
# ——让 T 细胞更好地工作

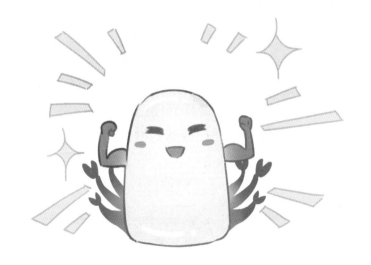

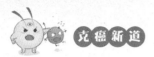

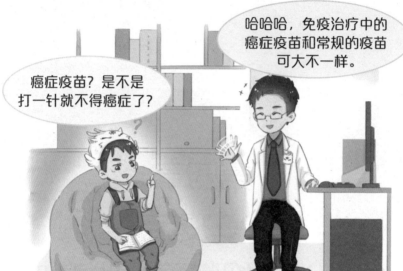

哈哈哈，免疫治疗中的癌症疫苗和常规的疫苗可大不一样。

癌症疫苗？是不是打一针就不得癌症了？

人体内有几类细胞会收集癌细胞的信息
收集之后会进行分析
并将癌细胞独有的"不健康证明"传递给 T 细胞
帮助 T 细胞更好地找到癌细胞并进行杀灭
经过研究发现，这一方面能力最强的就是 DC 细胞

## DC 细胞

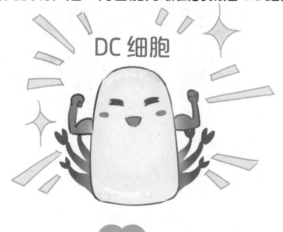

DC 细胞的英文名称是 Dendritic Cells
中文名称是树突状细胞
因为 DC 细胞有很多长长的"手臂"
很像大树长出的树突而得名
这些长长的手臂可以很好地探查癌细胞的信息

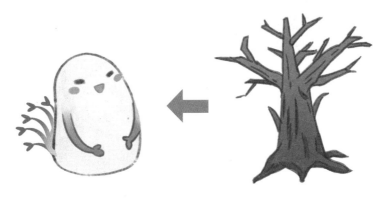

DC 细胞可以将癌细胞中最有特征的信息传递给 T 细胞
这样，T 细胞就可以更加准确地找到癌细胞
同时，DC 细胞也可以更好地刺激 T 细胞
让 T 细胞发挥更强大的作用

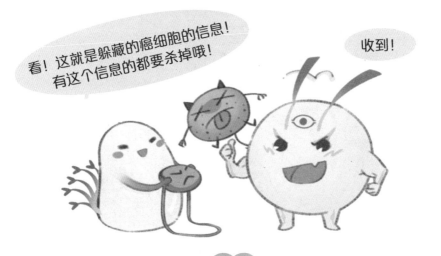

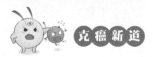

但是，在正常的人体内
DC 细胞的数量占比并不很高
在人体外周血的单核细胞中
占比仅有 1% ~ 2%

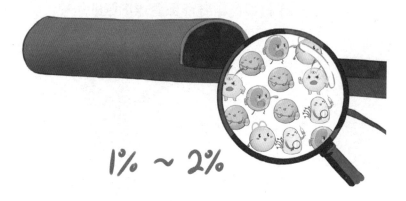

1% ~ 2%

因此，医学家们就将 DC 细胞从人体内提取出来
和癌细胞放在一起
让 DC 细胞可以充分地接触癌细胞从而获取信息
之后再进行大量扩增

寻找癌细胞特异性抗原

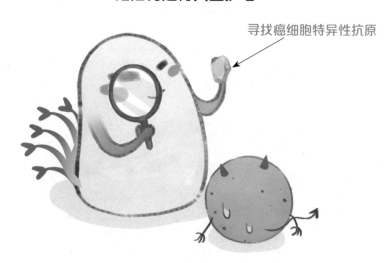

这样，当获取了足够信息的 DC 细胞重新进入人体后
就可以将更精准的信息传递给 T 细胞
更好地激活 T 细胞进行战斗

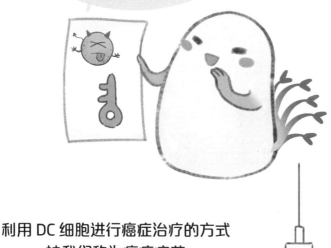

免疫细胞们快看过来！
新鲜出炉的
前列腺癌细胞特征分析！
走过路过不要错过！轻松
找到癌细胞的老巢！

利用 DC 细胞进行癌症治疗的方式
被我们称为癌症疫苗
因为是以 DC 细胞
为主的治疗方式
因此也被称为
DC 疫苗

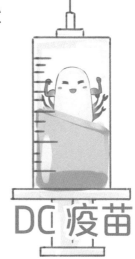

DC 疫苗

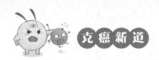

DC 疫苗的治疗效果
好不好?

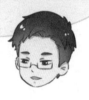

从目前的治疗效果来看,
DC 疫苗的总体治疗效果并不理想。

截至 2019 年 10 月月底
全球范围内共有
5 款 DC 疫苗获批上市
它们分别来自
韩国、巴西、瑞士、美国和印度

# DC 疫苗

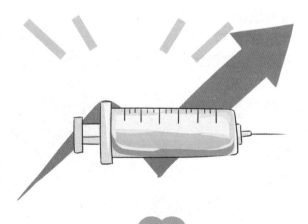

这些获批的 DC 疫苗
正在不同的癌症中发挥着治疗作用
包括肾细胞癌、脑部肿瘤
前列腺癌、卵巢癌、结直肠癌等

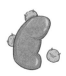
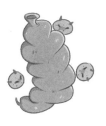
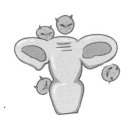

DC 疫苗治疗的安全性是很高的
从目前的临床实验来看
使用 DC 疫苗可能会出现
皮疹、瘙痒和疼痛
以及发热、精神萎靡
和流感样症状
少部分患者也会有肌肉
骨髓和关节疼等表现
但是，这些不良反应
相对比较轻微

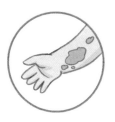
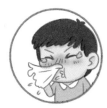
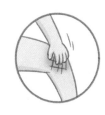

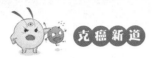

在多种癌症治疗方法中
利用 DC 细胞治疗癌症被认为是有效的
但是，治疗的效果需要进一步提升

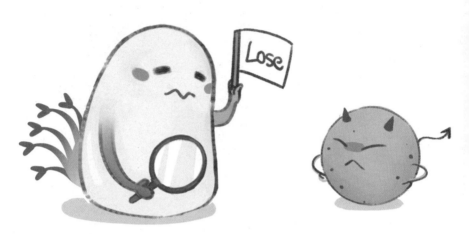

大多数情况下
我们的 T 细胞得到了癌细胞的信息
并且得到了足够的能量
但是却被抑制了，因而无法杀灭癌细胞

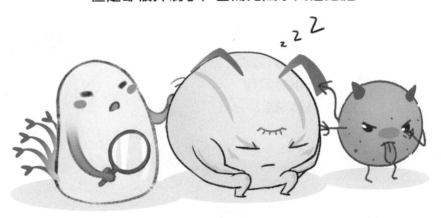

原来如此，是不是说我们解除了抑制就可以让T细胞更好地工作了？这也是一种新的细胞疗法吗？

你理解得很正确。如果我们想让T细胞尽情地发挥作用，就得松开"刹车"，让T细胞更好地工作，这就是免疫检查点抑制剂的作用。

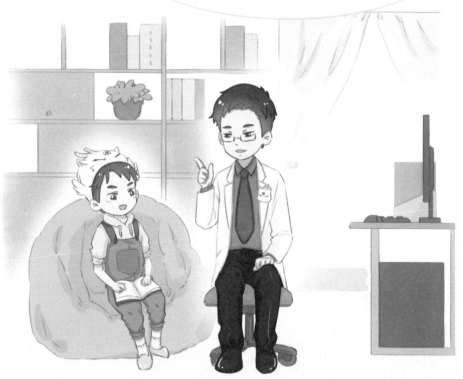

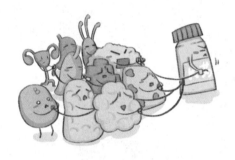

抗 PD 药物可治疗 10 种癌症

# 第五章
## 松开刹车
### ——让 T 细胞恢复工作

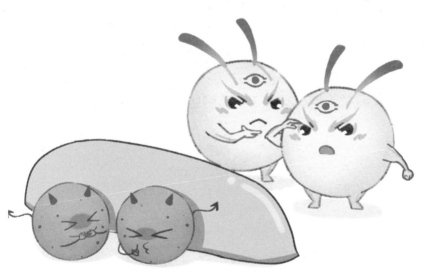

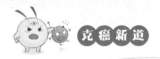

那我们有办法对付这一类狡猾的癌细胞吗？

针对这类癌细胞，诞生了最新的免疫检查点抑制剂疗法。目前，它在多种肿瘤治疗中已经被证实都有一定的效果。

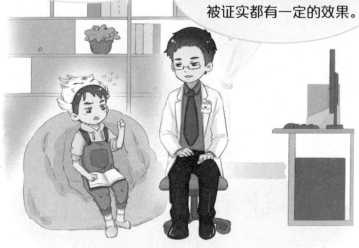

目前，临床上被证实最有效的检查点就是 PD-1 和 PD-L1
当癌细胞上的 PD-L1 和 T 细胞上的 PD-1 结合的时候
"刹车"就会被踩下，T 细胞就无法杀灭癌细胞

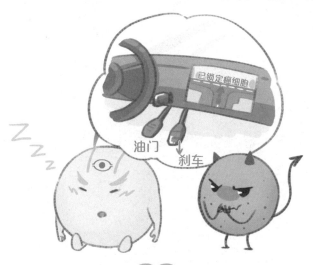

正常细胞上有可以关闭 T 细胞的激活状态的开关
在正常细胞和 T 细胞上都有开关的接口
无论堵住哪一个接口
都可以让 T 细胞恢复到正常的激活状态

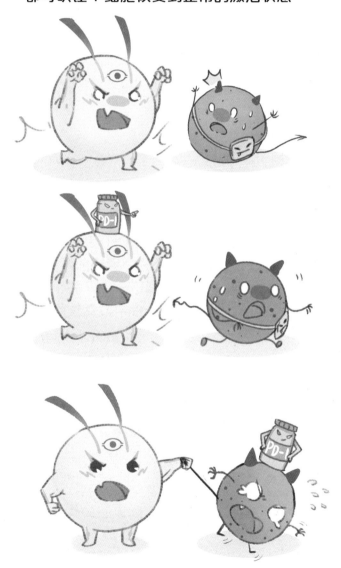

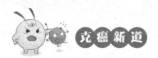 

因为发现了正常细胞和 T 细胞之间相互影响的 2 个开关
艾利森和本庶佑获得了 2018 年的
诺贝尔生理学或医学奖
这 2 个开关分别是 PD-1/PD-L1 和 CTAL-4

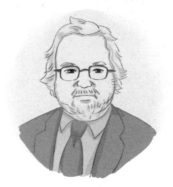

艾利森

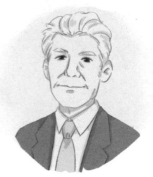

本庶佑

其中，最关键的开关 PD-1 和 PD-L1
已经被证实是多个肿瘤通用的开关
因此，通过关掉这一个开关
可以在多种肿瘤治疗中发挥作用

抗 PD 药物中已经获批
可治疗的癌症多达 10 种

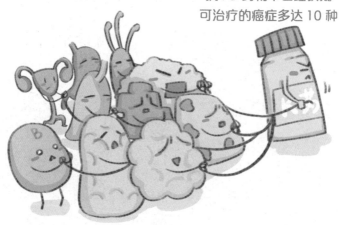

与癌症的常规治疗方式相比
免疫检查点抑制剂疗法在治疗效果上有了很大的提升
可以说，大大地改写了癌症治疗的格局

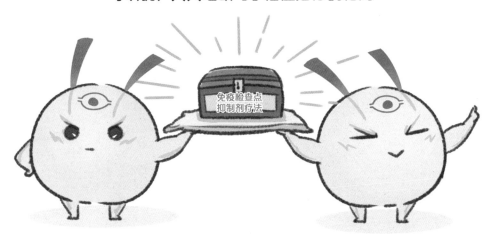

哇！
真的吗？没想到癌细胞这么狡猾，
还是被我们发现了免疫检查点！

是啊，
就拿肺癌来说吧，
PD-1 可以将
晚期非小细胞肺癌的 5 年生存率
提高到 26%！

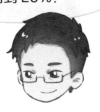

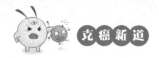
对晚期肺癌患者而言，
5 年生存率提高如此之多，
在免疫疗法之前几乎是不可想象的。

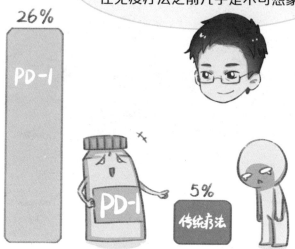

26%

PD-1

PD-1

5%

传统疗法

但是，免疫检查点抑制剂虽然好用
也不是所有的患者都适合
PD-1/PD-L1 抑制剂的临床有效率在 20% ~ 40%
因此，我们需要找出这些患者共有的特征
从而可以精准用药，提高疗效

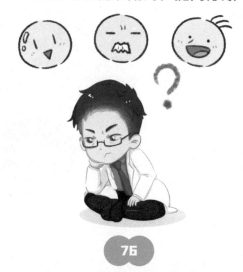

从目前的研究数据来看，
3 类患者的治疗效果比较好，
主要包括：PD-L1 高表达、肿瘤突变负荷高
以及高微卫星不稳定性

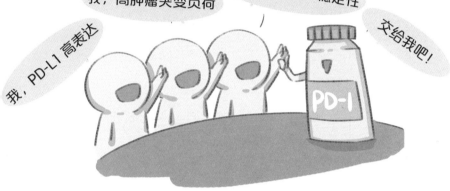

PD-L1 高表达意味着癌细胞主要通过
PD-1/PD-L1 开关来让 T 细胞无法工作
那么自然，PD-1/PD-L1 抑制剂
在治疗这一类癌症中就能发挥更好的效果

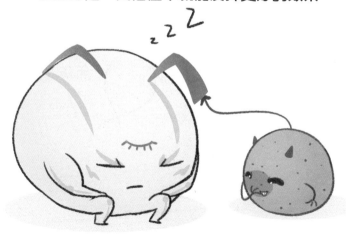

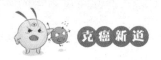

肿瘤突变负荷
是指癌细胞与正常细胞不一样的特征
肿瘤突变负荷越高，癌细胞与正常细胞就越不一样
当然，也更容易被 T 细胞识别

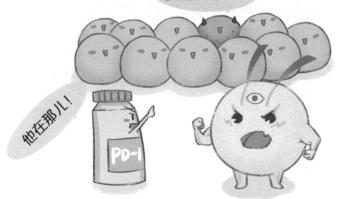

微卫星是指一小段重复的 DNA 序列
科学家发现
微卫星的不稳定性越高
肿瘤组织中就会有越多的癌细胞表面存在 PD-L1
这样治疗效果自然会更好

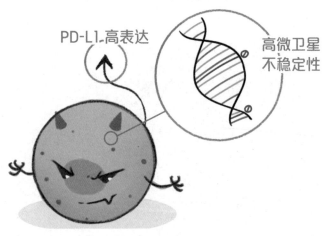

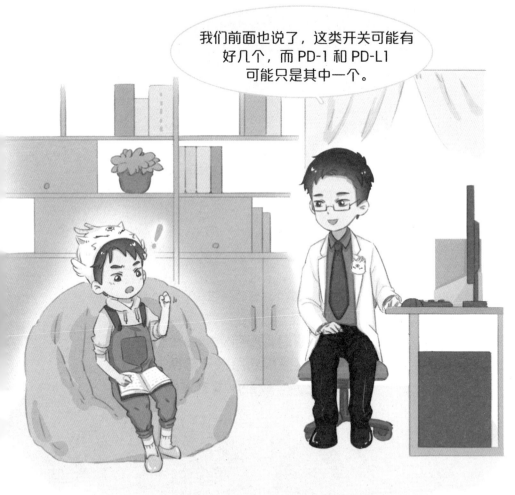

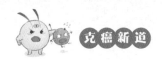

原来如此，
就是说癌细胞还有其他的方式
逃避免疫系统的追杀，
只是目前我们没有发现？

是的，我们依然在不断寻找
癌细胞逃脱的方式，并阻止它们。
另外，虽然 PD-1/PD-L1 治疗效果不错，
但是依旧有自己的不良反应。

2017 年
法国 2 位科学家发现
接受 PD-1 抑制剂治疗的患者中
有一小部分用药后
病情反而发展得更快了

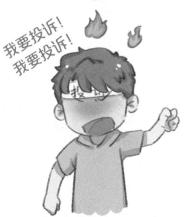

因此，他们将用药治疗 2 个月内
肿瘤生长速度提高到原来 2 倍以上的情况
称之为"癌症爆发式进展"

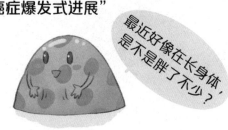

用药前　　　　　用药后

咦？为什么会这样啊？
哥哥，是不是哪里搞错了？

"癌症爆发式进展" 2017 年才被正式提出，
关于它的研究和发生机制，
我们了解得并不全面。

如果患者可以从免疫检查点治疗中获益，
那么就能够长期生存。这是之前的治疗方式不
能达到的。但是，免疫检查点抑制
剂也有一些不可忽视的不良反应。

有哪些很严重的不良反应呢？
和 DC 疫苗不一样吗？

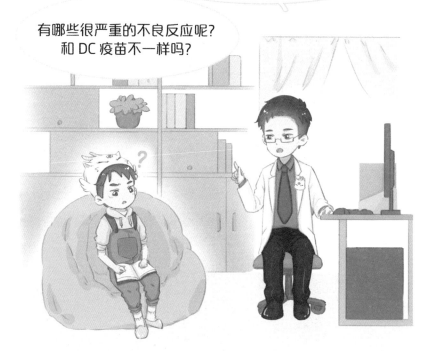

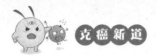

在 PD-1 治疗的不良反应中
最严重的当属心肌炎和结直肠炎
这些严重的不良反应可能会夺去患者的生命
比 DC 疫苗的不良反应要高很多

好难受!

唔~好疼呀!

心脏　　　　　　　直肠

比较轻微的不良反应就是皮肤毒性
接受治疗的患者往往会出现瘙痒和斑丘疹等症状
这也常被临床医生用来判断患者
使用 PD-1 是否有疗效的标志之一

看来 PD-1 治疗有效啦!

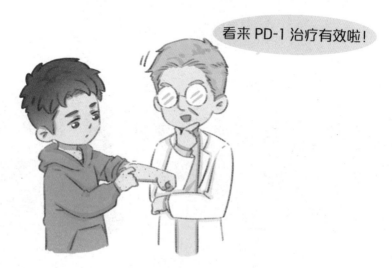

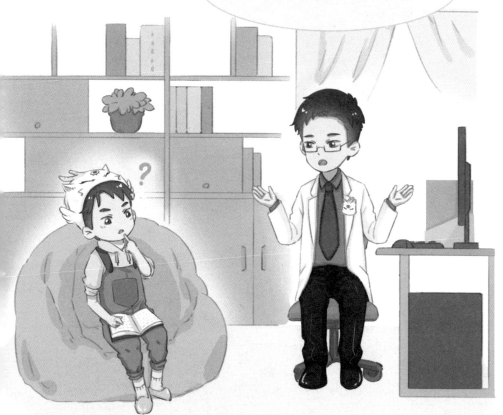

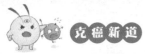 

人体各部分的免疫功能都维持在一个平衡的状态
在肿瘤部位，这种平衡被打破
免疫细胞的功能就会受到抑制

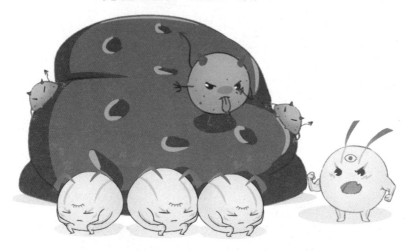

因此，我们通过解除免疫细胞的抑制
让免疫细胞恢复到正常的状态
自然就可以让免疫细胞进行有效的杀伤

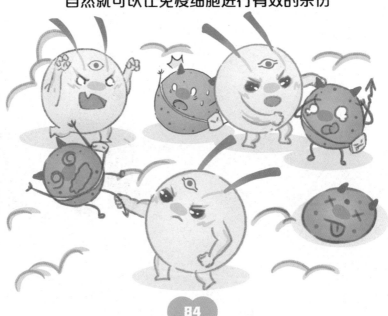

但是，我们使用的 PD-1/PD-L1
会随着血液到处跑
可能会打破其他地方的免疫平衡
使全身都处于免疫激活状态
导致免疫细胞攻击正常细胞而产生不良反应

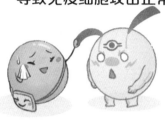
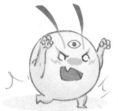

原来，免疫检查点抑制剂的
不良反应是这么来的。

除了解除免疫细胞受到的抑制，
还可以把 T 细胞武装起来。
这同样可以起到治疗癌症的效果。
这就是 CAR-T 细胞治疗技术。

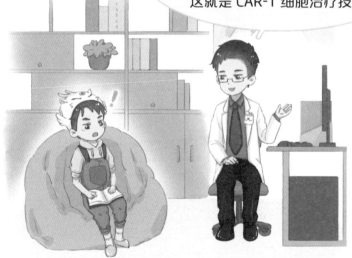

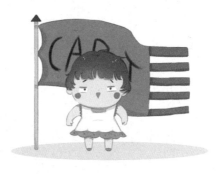

艾米莉是 CAR-T 细胞治疗成功的代表

# 第六章
## 特种兵
### ——强化 T 细胞消灭癌症

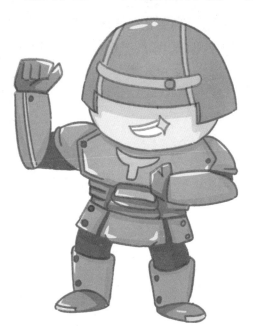

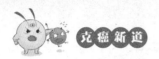

哥哥，你快和我说说，
CAR-T 细胞治疗技术是什么?
CAR-T 细胞是坐着车的 T 细胞吗?

CAR-T 细胞治疗技术的 CAR
可不是小车哦。

我们前面说 T 细胞激活需要 2 个条件
一个是需要找到带有癌细胞信息的钥匙
另一个则是需要检测"油门"是否踩下去

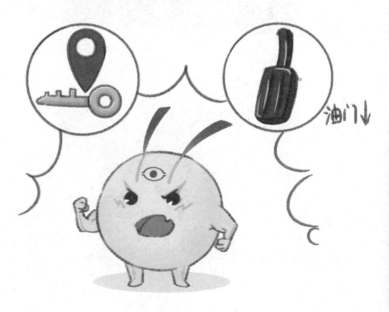

癌细胞很多时候会隐藏自己的"健康证明"
这样，即使 T 细胞可以和细胞更好地结合
但是，找不到癌细胞依然无法有效地杀伤它们

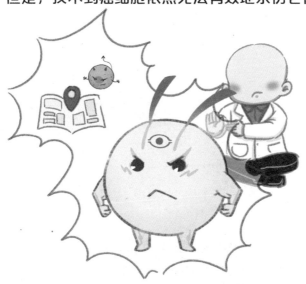

因此，我们可以将癌细胞拿到体外分析
找到癌细胞的特异性标志
让 T 细胞针对这些特异性标志来寻找癌细胞
并杀死它们。这就是 CAR-T 细胞治疗技术

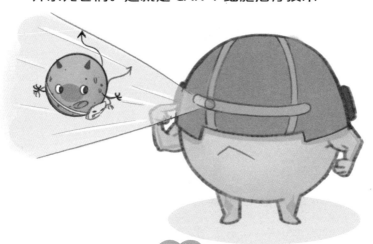

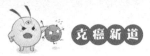 

T 细胞激活需要 2 个条件
CAR-T 细胞装备的 CAR
可以同时满足这 2 个条件
不仅携带癌细胞信息还自带激活能量
使 CAR-T 细胞的战斗能力更加强大和持久

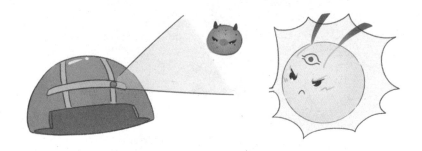

艾米莉是一个既不幸又幸运的姑娘
不幸的是，这个小姑娘在 5 岁左右的时候
被查出来患有急性淋巴细胞白血病（ALL，
白血病的一种亚型）
对于孩童而言，白血病是儿童头号杀手

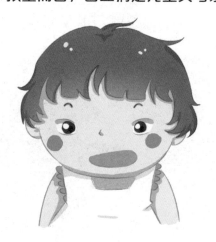

艾米莉在接受各种治疗后不见好转
走投无路的情况下求助于 CAR-T 细胞治疗技术
估计大家都不会想到
在不久之后的今天
她会幸运地成为 CAR-T 细胞治疗的一面旗帜
——CAR-T 细胞治疗技术完全治愈了她

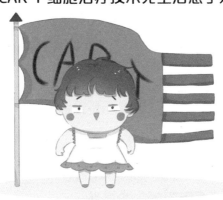

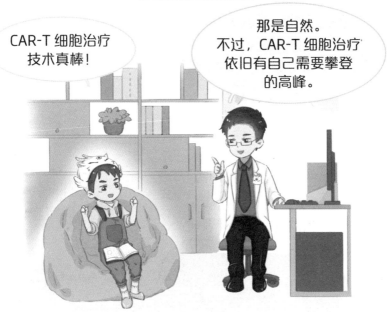

CAR-T 细胞治疗
技术真棒！

那是自然。
不过，CAR-T 细胞治疗
依旧有自己需要攀登
的高峰。

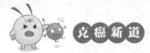 

我们前面说过，肿瘤也分为血液肿瘤和实体肿瘤
艾米莉所患的白血病是血液肿瘤
对于血液肿瘤治疗来说
CAR-T 细胞疗法
有着很好的治疗效果
但是，对实体肿瘤而言
CAR-T 细胞疗法依旧需要克服诸多困难

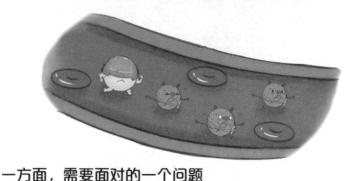

一方面，需要面对的一个问题
就是实体肿瘤的异质性
简单来说
就是实体肿瘤中细胞的特征
都不太一样
这样就导致我们给 T 细胞装备的地图
并不是癌细胞独有的
这时候 CAR-T 细胞
就有可能攻击正常细胞
由此引发的不良反应
就是我们常说的脱靶效应

另一方面，实体肿瘤和血液肿瘤不一样的地方
在于实体肿瘤会把占领的地方打造成适合自己定居的地方
当 T 细胞进入的时候反而会受到抑制
从而无法发挥杀伤作用
这就是实体肿瘤治疗中遇到的免疫抑制微环境

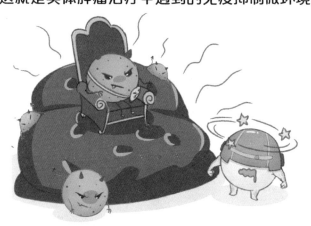

另外，CAR-T 细胞治疗会产生很多细胞因子
当细胞因子过多的时候
会让患者在短时间内出现很强的不良反应
这些不良反应和大量的细胞因子相关
因此，被称为细胞因子风暴
严重者甚至导致死亡

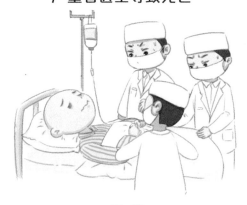

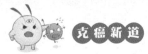

由此，在现有的技术基础上
我们开发出了独有的 CAR-T 细胞治疗技术
——白泽 T 细胞治疗技术，简称白泽 T 技术
可以在更好地发挥 CAR-T 细胞治疗效果的同时
降低其不良反应

白泽 T 技术

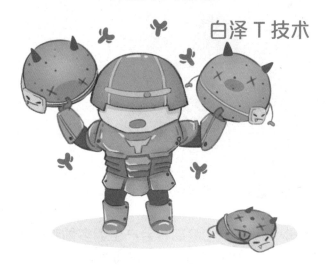

白泽 T 技术？
是新的免疫治疗技术吗？

这是我们独创的免疫治疗技术，
可以更好地发挥 CAR-T 细胞的作用。

白泽 T 技术可以让 CAR-T 细胞
自表达免疫检查点抗体
这样做就可以很好地解决
现存免疫疗法遇到的 2 个问题

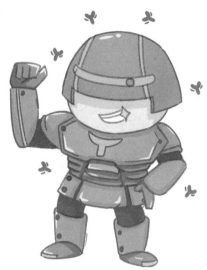

首先，CAR-T 细胞直接到达肿瘤部位
之后才开始表达免疫检查点抗体
比如，PD-1 抗体、PD-L1 抗体等
这样就可以只在肿瘤局部解除抑制状态
因而不会引起全身性的不良反应

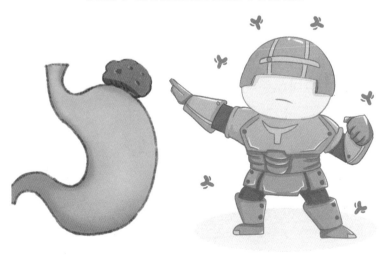

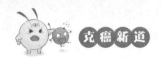 

即使是 CAR-T 细胞
在面对肿瘤微环境的时候也会受到抑制
但是，当 CAR-T 细胞
可以表达解除抑制的抗体时
就可以很好地发生作用了

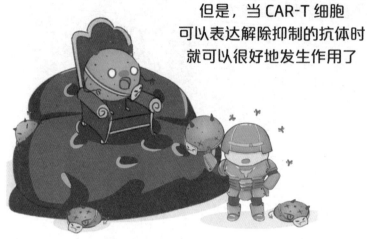

更关键的是
当白泽 T 细胞
开始杀灭肿瘤细胞的时候
就可以让肿瘤更多地
暴露在其他免疫细胞面前
比如，巨噬细胞、DC 细胞和 NK 细胞
同时，由于肿瘤局部的抑制状态被解除
原来在周围的免疫细胞
也可以参与进来

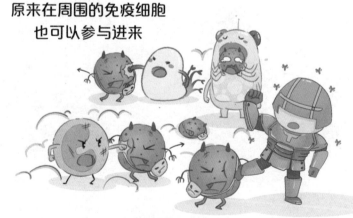

当我们的白泽 T 细胞释放出免疫检查点抗体
打破肿瘤的免疫微环境之后
人体本身的免疫细胞也会加入围剿癌细胞的战斗
这样，免疫细胞齐心协力就可以把癌细胞快速消灭了

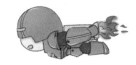

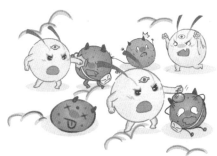

白泽 T 技术
融合了目前最尖端的免疫治疗技术
它创新性地融合了
CAR-T 细胞疗法
和免疫检查点抑制剂疗法
可以更好地
发挥免疫治疗的作用

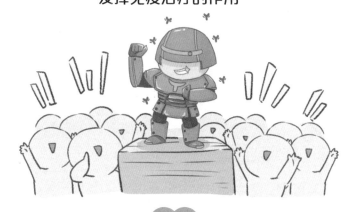

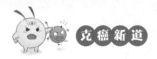 

传统的 CAR-T 细胞制备是
使用病毒作为载体，把癌细胞的信息
传递给 T 细胞
病毒自身可能存在重新复制的风险
因此，美国食品药品监督管理局建议对患者进行长达
15 年的观察，确定安全性

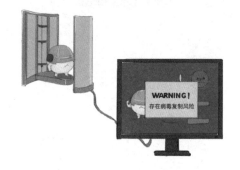

白泽 T 技术则利用先进的电转染技术
让 T 细胞浸泡在舒服的游泳池里
通过轻微的电流将癌细胞的信息
送入 T 细胞体内
这样，不存在传统的病毒转染的安全性风险

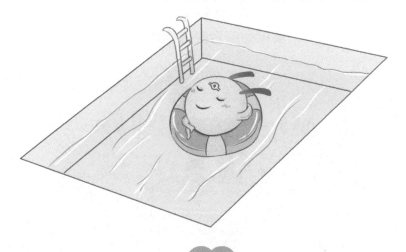

同时，病毒转染步骤复杂
每一步都需要严格的质量控制
从而导致成本高昂
而白泽 T 技术使用新的电转染技术
可以有效地降低 CAR-T 细胞的制作成本

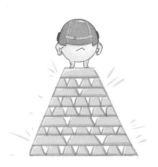 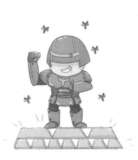

另外，白泽 T 技术让 CAR-T 细胞
有强大的自我保护功能
可以让 CAR-T 细胞
自己表达免疫检查点抗体
这样，CAR-T 细胞
就不会被免疫细胞迷惑
可以更好地发挥
杀灭癌细胞的作用

有了抗体，
我就不会受你影响了！

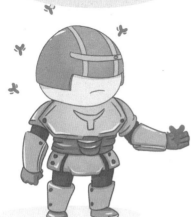 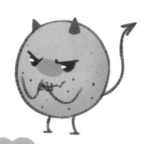

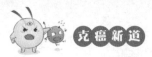 

目前，临床中已经有使用 CAR-T 疗法
联合免疫检查点抑制剂来治疗实体肿瘤的研究
但是，随之而来的是不良反应的提升
而且，联合疗法也导致治疗费用大大增加

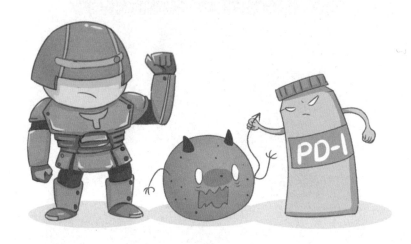

白泽 T 技术不但可以让 CAR-T 细胞
自表达免疫检查点抑制剂
而且利用独创的技术可以很好地控制不良反应的发生

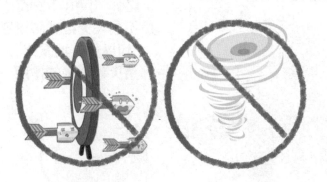

脱靶效应　　　　　　　　细胞因子风暴

并且，在我们的研究中
白泽 T 技术已经在实体肿瘤中很好地发挥了作用
相信不久的将来
白泽 T 技术可以带领我们战胜癌症

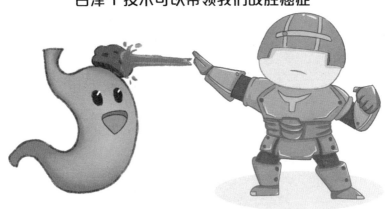

那就真的太棒啦！

是的，我们每一位白泽人都在积极地
推进白泽计划。利用我们的白泽 T 技术
守护人们的健康。在此基础上，我们提出了
白泽细胞人的健康概念。

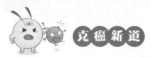 

我们知道，在人类生活的过程中
免疫系统和病原微生物在不断地作斗争
就会不停地发生变化
因此，我们可以动态检测
人体中的免疫细胞变化
形成随年龄变化而变化的细胞数据体

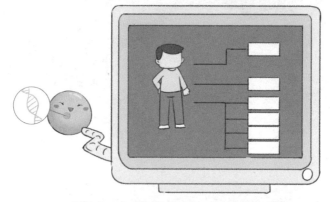

同时，在我们年轻、健康的时候
将我们的免疫细胞种子冻存起来
相当于为我们备份了一个"细胞体"
当我们需要对抗疾病的时候
再将他们唤醒

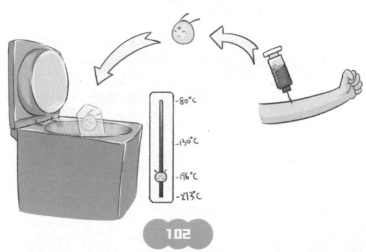

通过先进的白泽 T 技术
让冻存的免疫细胞变成对抗癌细胞的特种兵
相当于在我们年轻的时候
为自己备份一个细胞生命体
当我们需要的时候可以唤醒他们
成为保障我们健康的重要后盾

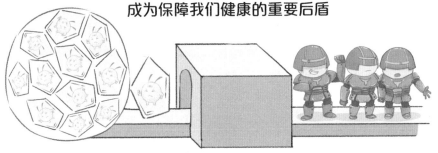

通过白泽细胞人
数据体的分析
和细胞体的储存
就可以防患于未然
最大限度地
让我们拥有
高质量的健康生活

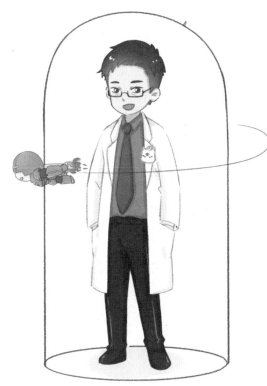

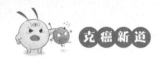

白泽 T 技术好棒！哥哥，我看到你们的技术都是以"白泽"命名，白泽到底是什么呀？

白泽神兽是我们的标志。这要从我们提出"白泽计划"说起。

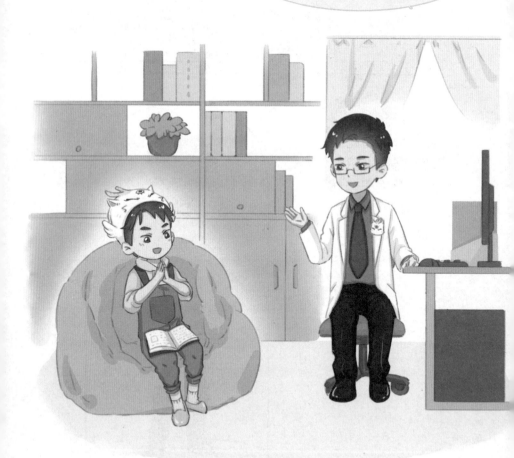

在神话传说中，白泽是
昆仑山上的一只神兽
它最厉害的地方
就在于
知道这个世界上
所有鬼怪的名字和形状
并且知道
如何去对付这些鬼怪

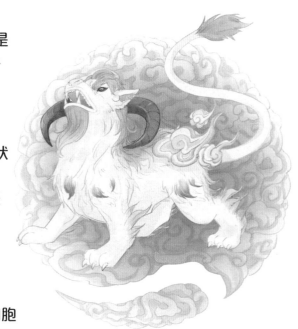

我们人体内的免疫细胞
同样可以清晰地分辨
正常细胞和变异细胞
并且知道如何去消灭他们
这和神兽白泽十分相似
因此，我们就将免疫细胞
比喻为白泽神兽
它能帮助我们
消灭疾病这些"鬼怪"

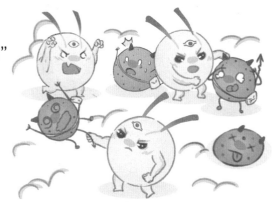

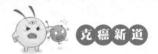

另外，白泽也是代表吉祥的神兽
可以为人们带来健康安宁
我们希望"白泽计划"可以为人们带来希望
帮助人们战胜病魔

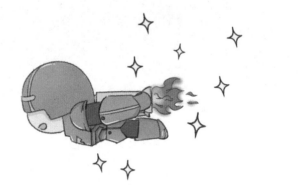

为此，我们才提出了"白泽计划"
希望帮助人们更好地战胜癌症
幸福美好地生活

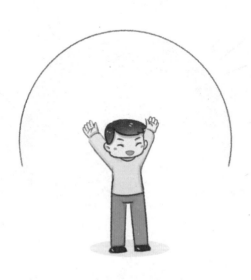

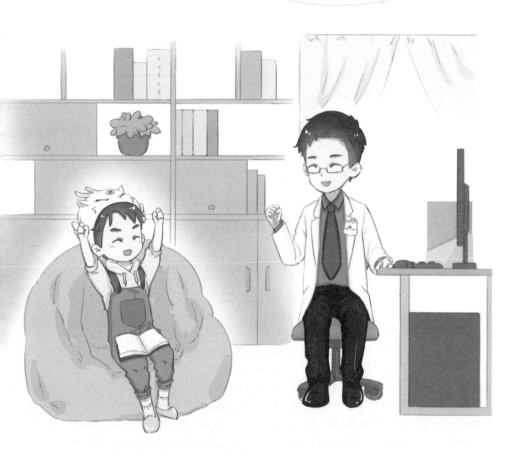

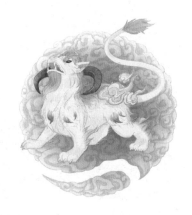

白泽神兽